APPEL
AU
DÉVOUEMENT MÉDICAL

PAR

le Docteur GRELLETY

Médecin consultant à Vichy,
Ancien Secrétaire des Sociétés de Thérapeutique et d'Hydrologie,
Lauréat de l'Académie (médaille d'argent des eaux minérales),
Membre du Concours médical, etc.

Debout, en avant, plus loin et plus haut

MACON

PROTAT FRÈRES, IMPRIMEURS

1909

APPEL
AU
DÉVOUEMENT MÉDICAL

PAR

le Docteur **GRELLETY**
Médecin consultant à Vichy,
Ancien Secrétaire des Sociétés de Thérapeutique et d'Hydrologie,
Lauréat de l'Académie (médaille d'argent des eaux minérales),
Membre du Concours médical, etc.

Debout, en avant, plus loin et plus haut !

MACON
PROTAT FRÈRES, IMPRIMEURS
—
1909

APPEL
AU DÉVOUEMENT MÉDICAL

Lege, quæso.

Beaucoup de médecins sont maires de leur commune, font partie d'un conseil général ou même de la représentation nationale. Cela leur donne une autorité spéciale pour faire aboutir une foule de réformes hygiéniques et sociales, destinées à rendre le sort du peuple meilleur, à diminuer la misère en conservant la santé aux travailleurs, en leur apprenant à ne pas la gaspiller. Ils peuvent et ils doivent devenir des agents d'union, de pacification, de transformation, pour réunir tous les citoyens en un faisceau harmonique, dans l'intérêt de la véritable et indispensable fraternité.

Le prestige du corps médical en sera certainement accru ; c'est la meilleure réponse que nous puissions faire à nos détracteurs.

Après m'être entouré des noms les plus recommandables, après avoir fait appel sans fastidieuse abondance à l'expérience des spécialistes, j'ai songé à résumer dans un programme d'ensemble, à concentrer en quelques pages un certain nombre d'améliorations, capables de tenter les médecins, selon leur milieu et leurs aptitudes.

Je confie ce qui va suivre à vos esprits clairvoyants et à vos cœurs vraiment pitoyables. Vous n'aurez qu'à choisir dans le tas les réformes dont la réalisation peut vous agréer, celles que vous pouvez faire aboutir sans vous donner trop de mal, ou même en vous dépensant beaucoup, ce qui n'en sera que plus méritoire.

Il s'agit, avec d'autres ressources et des objectifs différents, de marcher sur les traces du bon docteur Benassis, célébré par Balzac, qui parvint, à force d'énergie et de persévérance, à transformer et à enrichir un misérable canton des environs de Grenoble : Il tire de sa grande inertie la population, il ouvre des communications, assainit le pays, corrige les vices d'exploitation de la culture, fait bâtir des habitations irréprochables au point de vue de l'hygiène, etc., etc. Les progrès intellectuels marchent de pair avec les progrès sanitaires; il met tout en germe dans les têtes et dans les terres. Rien n'y manque, pas même l'assainissement des étables, et, chose plus précieuse encore, notre ancien parvint à donner aux mœurs du bourg un esprit doux et fraternel, qui semblait faire de la population une seule famille.

N'est-ce pas touchant et digne de captiver ses successeurs ?

On ne peut pas demander au médecin d'être universel, mais simplement d'avoir des lueurs de tout, de dissiper les ténèbres, de marcher sans cesse vers le jour, vers la vie, de devenir, avec un cerveau en perpétuelle gestation, un donneur de courage, un semeur d'espoir, un facteur de paix et de conciliation, de prêcher d'exemple chaque fois qu'il le peut, de s'attacher de plus en plus, en dehors de ses devoirs professionnels proprement dits, à cette noble besogne de civilisateur, de créateur d'intelligences et de richesses, par des conversations privées ou des leçons publiques. De petites réunions familières, des conférencee sans prétention, à la portée de l'auditoire, feraient beaucoup dans le sens de l'amélioration du sort des petites gens.

C'est ce qu'on commence à tenter un peu partout, sous l'égide de la société de tempérance, en montrant aux ouvriers les dangers de l'alcool, si désastreux pour la santé morale et physique de l'individu, en leur enseignant que ce poison du corps, de l'intelligence, de la volonté et des sentiments, engendre la paresse, la dépravation, la misère, qu'il étiole la race et compromet l'avenir de l'humanité.

C'est une croisade à poursuivre sur tous les points du territoire et plus spécialement parmi les agglomérations, où les spiritueux font le plus de ravages, engendrent le plus de vices et de crimes.

Mais ce n'est pas seulement l'action néfaste du cabaret, de l'absinthe, leur action déprimante et avilissante, incompatible avec les espoirs vivaces et les sentiments généreux, qu'il faut dénoncer sans cesse ; il y a une foule d'autres sujets qui méritent de vous retenir et de provoquer l'attention publique. Votre sollicitude doit s'étendre aux détails les plus prosaïques, aux menus de la cuisinière comme aux cabinets d'aisances. Rien ne doit échapper à votre surveillance, ni les filtres qui sont mal entretenus, ni les domestiques qui peuvent semer autour d'eux les germes d'une maladie latente.

Il est plus important de conjurer un danger que de l'atténuer par des palliatifs, lorsqu'il a fait des ravages. Sans doute, on ne peut pas tout empêcher ; il y a des catastrophes imprévues qui peuvent atteindre les plus prudents ; mais que de surprises seraient évitées dans les ménages, avec un guide prudent de tous les jours !

Incommensurable est le bien que nous pourrions réaliser, si chacun de nous s'attelait à une tâche déterminée, selon les besoins de son entourage ou de sa circonscription et n'y renonçait, pour se consacrer à une autre besogne, qu'après l'avoir menée à bonne fin.

C'est tout d'abord, naturellement, dans le domaine de l'hygiène et de la prophylaxie des épidémies, que votre action s'exercera utilement. Elle s'exercera même à votre détriment, ce qui n'est pas un mince sujet de gloire, ou d'estime. C'est contre vos intérêts que vous agirez, il n'y a pas de doute, en recommandant à vos concitoyens d'être plus sobres, plus prudents, plus modérés, plus raisonnables; mais ce désintéressement a toujours existé, et c'est une tradition honorable que la génération actuelle, quoique souvent talonnée par le besoin, se garderait bien de laisser péricliter. Ce sacrifice silencieux et solitaire de chaque jour, complété par l'action collective de toute la corporation, ce qui représente un total énorme de bonté, ne vous empêchera pas de vous associer au mouvement qui se dessine et qui ne tardera probablement pas à se généraliser, pour la suppression des divers services gratuits que nous assurons depuis trop longtemps à nos dépens. Ceci dit, je reviens à mon sujet.

L'instruction a eu beau se généraliser, l'ignorance des notions les plus simples, en fait de prévention, a persisté ; on se heurte à des préjugés, à des erreurs grossières, surtout quand il s'agit de la médication infantile ou de l'alimentation des tout petits.

C'est ce qui a été mis trop éloquemment en relief, au premier Congrès de la mutualité maternelle, qui s'est réuni à la fin de novembre et qui avait surtout pour but d'imprimer un surcroît d'expansion à l'œuvre de la sauvegarde des mères et des nourrissons.

M. Poussineau, le fondateur à Paris de la mutualité maternelle, œuvre à laquelle il s'est consacré tout entier, la définit ainsi : « C'est l'association mutuelle des mères pauvres et riches, ayant pour but de donner aux sociétaires, lorsqu'elles sont en couches, une indemnité suffisante pour qu'elles puissent s'abstenir de travailler pendant quatre semaines, et pour leur permettre de se soigner et de donner à leur enfant les soins qu'il réclame, pendant les premières semaines qui suivent la naissance. »

Quantité d'autres œuvres d'assistance médicale, consultations pour les nourrissons, gouttes de lait et dispensaires viennent compléter cette organisation et arriveront, je l'espère, à obtenir que la surveillance organisée par la loi Roussel soit rendue plus effective et étendue, sans aucune exception, à tous les enfants élevés hors du domicile des pères et mères.

C'est parce que nous pensons presque tous que le véritable socialisme n'est pas celui qui attise haine et discorde, prodigue les paroles creuses et les formules vaines, mais le socialisme scientifique, vraiment humanitaire et bienfaisant, celui qui secourt et console, que nous ne cesserons de parler de pacification, d'opposer la saine pratique du travail, de l'association, de la solidarité des intérêts, à la cohue des bas appétits, de façon à réunir la majorité des Français en une grande ruche laborieuse et prévoyante.

Il est déplorable de constater que le socialisme, qui devrait être un idéal, une aspiration vers la justice, n'est plus, dégagé de ses déclamations foraines et de sa phraséologie tapageuse, que l'envie des prolétaires devenus bien exigeants, bien agressifs, de mener l'existence des riches et d'être dispensés de leurs devoirs. L'ouvrier en arrive volontiers à penser qu'il n'a rien à perdre et tout à gagner à un chambardement, comme si le malheur des uns pouvait faire le bonheur des autres.

Allons-nous passer encore, puisque l'histoire se recommence sans cesse, par des alternatives de démagogie et de césarisme ?

Le sage et incorruptible Schérer ne dissimulait pas à quel prix onéreux le progrès est souvent acheté, ni que tel pas en avant ne soit parfois compensé, sur un autre point, par un recul.

Il proclamait en gémissant que l'évolution dont on parle tant n'est pas toujours une ascension et qu'elle peut conduire également à la décadence, à l'anarchie.

Nous ne demanderions pas mieux que d'avoir confiance dans la nature humaine et de croire à un avenir sans nuages ; mais nous devenons hésitant devant l'inquiétude générale. Personne n'est content de son sort. Un morne découragement obscurcit et paralyse notre génération. Pour combler la mesure, cet état des esprits s'aggrave de notre ironie, de notre indifférence et de notre inertie de décadents.

Hélas, ce sont les symptômes morbides d'une race qui meurt, d'une société qui se désagrège. Elles ne sauraient être régénérées que par une profonde révolution *morale*, la seule à souhaiter, car l'autre ne laisserait derrière elle que misères et désastres.

C'est précisément parce qu'il y a quelque chose de gangrené dans l'organisme national, parce que le corps social a trop souvent la fièvre et le pouls agité, parce que nos administrations produisent l'effet d'un vaste hôpital (on s'y étiole dans la routine, l'inertie et l'impuissance), parce que nous portons en nous des germes puissants de destruction, que j'en appelle au dévouement médical, pour qu'il use des remèdes les plus énergiques contre la cachexie ambiante et la démence de tant de nos concitoyens.

Heureusement les nations sont guérissables comme les individus, surtout lorsqu'elles ne se résignent pas à leur amoindrissement et possèdent des savants pour les traiter.

Voilà le postulat que je vous demande d'accepter, dans la mesure de vos moyens.

C'est avec une bonté ingénieuse, capable de toucher par son à-propos et sa discrétion les natures les plus frustes, les plus hargneuses, que, sans brûler d'encens devant l'idole populaire, vous arriverez à calmer la démocratie qui n'admet ni l'indifférence ni le détachement, qui n'aime que ceux qui partagent les illusions dont elle se berce, ou mieux encore ceux qui compatissent fraternellement à sa détresse et s'efforcent de restreindre la misère et le vice, tout ce qui dégrade la valeur physique et intellectuelle de l'homme.

Dur à votre propre souffrance, tendre à celle d'autrui, vous arriverez peu à peu, par une sorte d'entraînement, à développer la force latente qui est en vous, à dépenser vos réserves d'énergie, à donner en un mot toute votre mesure pour consoler, réchauffer, raffermir, encourager et guérir.

Je vous souhaite de pouvoir jalonner votre route de bienfaits et d'œuvres utiles : puissent votre compétence et votre initiative être à la hauteur des fonctions qui vous sollicitent, des prétendus honneurs qui s'offrent, afin que plus tard, le plus tard possible, lorsque les années s'appesantissent sur les plus vaillants et les font décliner, après une vie riche d'exemples, après les ovations et les succès qui passent, votre vieillesse sereine ait la joie de savourer dans une calme retraite la vénération et le respect qui se perpétuent !

Hygiène scolaire. — Malgré les progrès réalisés et les millions dépensés, quantité d'écoles laissent encore fort à désirer, surtout dans les campagnes. Les deux premiers congrès internationaux d'hygiène scolaire tenus à Nuremberg (1904) et à Londres (1907) ont révélé des cas d'incurie extraordinaire. Un troisième congrès aura lieu à Paris, en 1910, pendant les vacances de Pâques. Ceux qui s'intéressent à la bonne santé physique, intellectuelle et morale de la jeunesse ont pu prendre contact ; il s'est établi entre eux, dans les divers pays civilisés, une émulation pleine de promesses. Il s'agit de provoquer un mouvement de l'opinion publique pour que les réformes jugées nécessaires, comme l'organisation complète de l'inspection médicale des écoles, soient promptement mises en œuvre.

Il est à désirer que des comités régionaux se chargent de provoquer la participation des municipalités, des établissements d'instruction, des éducateurs de profession, des médecins et des pères de famille.

Que de choses *pratiques* on pourrait apprendre aux jeunes filles dans les écoles, à commencer par la cuisine et la couture, au lieu de leur faire perdre un temps précieux en leur enseignant des choses plus ou moins abstraites, qui leur seront toujours inutiles.

Dans la *Réforme sociale* (1er juin 1908) M. Cheysson a préconisé l'enseignement du ménage dans les orphelinats, comme un des moyens pratiques du relèvement de la famille et de la prospérité des classes ouvrières. Il veut qu'on apprenne surtout aux jeunes filles le métier auquel elles sont prédestinées, qu'on en fasse de bonnes ménagères, qu'on les initie aux devoirs qui leur incomberont dans la vie.

Il est vraiment inouï de songer que la plupart des jeunes femmes de Paris (des vieilles aussi) ne savent pas nourrir leur homme, varier ses menus de façon appétissante et économique. La désunion du ménage en est la conséquence inévitable. Le mari dégoûté par l'éternelle et nauséabonde gargote qu'on lui sert, se laisse attirer par le marchand de vin du coin, où il devient alcoolique et gaspille ses économies. On aurait pu le retenir avec un peu plus d'habileté et de prévenances, tout en dépensant beaucoup moins. Le châtiment est souvent terrible, mais un peu mérité.

C'est presque tomber dans la banalité et les redites que de réclamer de l'air pur, toujours plus d'air, pour les jeunes générations ; mais les pouvoirs publics ne s'en préoccupent pas assez et bien des parents n'ont pas encore compris l'importance des espaces libres, d'un milieu salubre. C'est pour cela qu'il faut applaudir à toutes les tentatives qui ont pour but d'apporter de l'oxygène aux poumons des petits citadins. Depuis l'année dernière, grâce au professeur Herriot, maire de Lyon, nous avons vu en France une école de plein air, comme en Allemagne. Il a fait aménager la propriété de Le Vernay, destinée aux villégiatures des maires de Lyon, et il a envoyé une trentaine d'enfants débiles des écoles communales de la ville. Le premier exercice de l'été dernier a donné d'admirables résultats. Il faut maintenant que ce mouvement se généralise en France, surtout dans les grandes villes. De leur côté, les enfants des familles fortunées, qui sont menacés de tuberculose, devraient profiter davantage des croisières organisées le long des côtes de la Méditerranée. Ils peuvent de la sorte se remettre, lutter contre le danger, tout en continuant leurs études.

Du reste, puisqu'on s'obstine à retarder les vacances, on devrait faire les classes au dehors, sous les arbres, sous les charmilles des nombreux établissements qui en possèdent, dès que la température permet de lutter contre les inconvénients de l'agglomération, de la vie confinée. Les écoles de Paris en particulier, malgré de folles dépenses et de réels progrès, laissent fort à désirer à ce point de vue. L'atmosphère y est trop souvent pestilentielle; on dirait qu'on redoute la ventilation, le coup de balai aérien, tout aussi nécessaire que celui du sol.

Les cabinets d'aisance sont généralement, un peu partout, d'une malpropreté révoltante, due à l'incurie des enfants, et réclament toute votre sollicitude.

Nous sommes tous d'accord pour reconnaître que l'éducation physique de la race est une question de vie ou de mort. Il ne s'agit pas pour cela de préconiser la gymnastique acrobatique, empirique, qui ne saurait convenir qu'à quelques sujets particulièrement doués. Il n'en est pas de même de la gymnastique rationnelle de Ling, basée sur la connaissance des effets physiologiques des mouvements, dont on s'efforce aujourd'hui de poursuivre la vulgarisation dans le pays.

Un *Manuel d'éducation physique*, pratique, facile à comprendre, avec des figures explicatives, ne tardera pas à paraître, la ligue républicaine d'action nationale, 19, rue Auber, ayant institué un concours dans ce but. Ce concours est clos depuis le 1er mai et ne tardera pas à être suivi d'un résultat important, les manuscrits primés devant être édités par les soins de la ligue et répandus en aussi grand nombre que possible, en brochures de propagande.

En Suède, dès l'enfance, la gymnastique est obligatoire à l'école. Entre autres prescriptions, chaque élève est tenu d'apprendre à nager. Qu'il ait peur ou non, force lui est de se jeter à l'eau.

La sollicitude de l'État va jusqu'à salarier les médecins dans les districts épars du pays, où la clientèle ne serait pas suffisante pour occuper un seul praticien.

Que de bonnes mesures dont on pourrait s'inspirer dans notre doux pays. Que chaque idée jette sa clarté ; que chaque vie contienne un effort et ainsi, lentement et malgré tout, le progrès s'affirmera !

Des encouragements sont dus à ce philanthrope bordelais, dont la libéralité a permis de mettre les bains, c'est-à-dire la propreté et la santé, à la portée du prolétaire, en créant un établissement modèle de bains-douches à vingt centimes, avec serviette et savon.

Je rappellerai que les écoles nouvelles, à Genève, ont le bain à l'école même, pour les élèves.

Félicitations aussi aux organisateurs de la *Ruche*, cette œuvre intéressante de solidarité et d'éducation, fondée il y a 3 ans dans les environs de Rambouillet. Cette société coopérative de production se propose de créer, sur son domaine de 25 hectares, les industries suivantes : l'apiculture, une fabrique de biscuits, une de savon, un atelier de couture et un de cordonnerie. Le but dominant est de former par la vie au grand air, un régime régulier, l'hygiène, le travail et les sports, des êtres sains et laborieux.

Souhaitons à cette entreprise un succès durable, pour le plus grand bien des enfants du peuple.

Les sports de tout genre peuvent être considérés comme un bienfait social et il est à désirer, à ce point de vue, que la création de terrains de jeu se multiplie, comme en Angleterre. Le choix d'un endroit propice, accessible à toutes les ardeurs juvéniles et à toutes les bourses, mérite de retenir l'attention des municipalités qui ne sont pas obérées.

Vous veillerez à ce qu'on ne surcharge pas le cerveau des enfants, à ce que l'école primaire cesse de donner une part démesurée de son effort à l'instruction, au grand détriment de l'éducation.

L'instituteur devrait être avant tout le professeur de devoir social et de loyauté, d'union et de cordialité dans la nation. Il importe qu'il apprenne à ses pupilles cette vérité cardinale que la société est vraiment une association, que les citoyens ont des intérêts non point opposés, mais connexes, que le bonheur humain n'est que dans l'effort vaillant et sans trêve.

Jamais il n'a été plus nécessaire de préserver l'âme française des ferments de corruption et de dissolution, puisque des égarés voudraient transformer le corps enseignant en agent de discorde au dedans et d'abdication au dehors.

Ce serait une forfaiture de faire de l'instituteur, au lieu de l'utile serviteur de la démocratie, un odieux valet de la démagogie !

Il convient au contraire, qu'après les parents, il s'efforce d'inculquer de bonne heure aux gamins qui lui sont confiés les idées de sociabilité, de tolérance, de politesse dans le langage et les manières, d'affabilité envers leurs camarades, de déférence envers leurs maîtres et ceux qui sont au-dessus d'eux, de façon à se faire bien accueillir partout, au lieu de tolérer qu'ils soient de petits tyranneaux à qui il faut des souffre-douleur, qui ne songent qu'à cogner sur leurs compagnons moins solides ou à jouer de mauvais tours à ceux qui ont mission de les diriger.

Je ne connais rien de pénible comme de constater les instincts de la brute chez l'enfant, à l'âge où son cœur ne devrait être ouvert qu'aux bons sentiments. Or, dans toutes les écoles, on rencontre des êtres malingres, peu favorisés par la nature, l'intelligence ou la fortune ; il en est toujours qui, parce qu'ils sont faibles ou simplement timides, sont en butte aux moqueries et aux tracasseries, sont dédaignés, méprisés et battus par leurs aînés ou ceux qui ont des biceps plus solides.

C'est aussi révoltant que de voir l'enfant qui a tout à gogo et devient trop souvent ensuite une inutilité sociale, ne pas être compatissant et généreux envers le petit prolétaire qu'il coudoie, le regarder même dédaigneusement parce qu'il est hirsute et mal habillé, sans se douter de ce qu'il peut y avoir de courage, ou de résignation, sous des dehors frustes et peu engageants.

Il est urgent d'habituer les jeunes Français à se donner fraternellement la main, dès l'âge le plus tendre, pour empêcher plus tard les luttes fratricides !

C'est avec cet espoir que quelques membres du personnel enseignant, émus par l'état de dénuement absolu dans lequel un certain nombre de leurs élèves arrivent en classe, ont résolu d'essayer de compléter l'heureuse mais insuffisante action des Caisses des Écoles, en créant « l'Œuvre du Vestiaire des Enfants des Écoles de Paris ».

Le principe en est simple : Les enfants aisés apporteront à l'Œuvre les vêtements qu'ils ne peuvent ou ne veulent plus mettre. Leurs petits camarades en profiteront, seront ainsi chaudement vêtus et pourront utilement fréquenter l'école.

Des personnes charitables s'inscriront à l'Œuvre comme membres actifs, 2 francs, ou membres honoraires, 10 francs par an.

Les fonds provenant des cotisations serviront à la désinfection et à la mise en état des vêtements usagés et, s'il y a excédent, à l'achat d'autres vêtements neufs ou en solde pour les joindre aux dons en nature déjà reçus.

(On peut adresser les dons et les cotisations à Mme Vandenbroek, institutrice, présidente de l'Œuvre, 60, rue de la Roquette, ou à M. Le Roux, instituteur, président de l'Œuvre, 7, avenue Ledru-Rollin.)

Quelque chose d'équivalent peut être essayé discrètement un peu partout, le médecin servant d'intermédiaire entre ses clients fortunés et ceux qui grelottent au bas de l'échelle sociale.

Notre sollicitude doit s'étendre avec une bienveillance et une miséricorde inlassables sur ces pauvres petits misérables qui n'ont pas encore fait le mal et souffrent cependant de bonne heure, écrasés sous le poids de la fatalité, victimes de l'hérédité physique et morale, dans ce qu'elle a de plus odieux.

Selon la recommandation de Jean Finot (*Le bonheur par la bonté*), il serait prudent d'instaurer des cours de bonté dans les écoles, à l'usage des jeunes cerveaux, de faire passer les âmes enfantines par des chemins fleuris, en leur apprenant pour leur bonheur et celui de la communauté, au nom de l'humanité de demain, que tout bienfait comporte sa récompense et qu'on est surtout heureux en semant de la joie parmi ses semblables.

Enfin, il y aurait lieu,. par la décoration murale, le mobilier et l'outillage scolaire, de transformer l'école en une maison de gaieté et de lumière, où, d'après une pensée exquise, de Marcel Brunschvig, l'âme de l'enfant s'ouvrirait dans un sourire à la beauté des choses !

Tuberculose et alcoolisme. — Je n'aurai pas à insister sur ces deux objectifs, pourtant si importants, car tous nos confrères se préoccupent à juste titre des moyens d'assurer la protection de la société contre ces deux fléaux, qui retentissent l'un sur l'autre, même en donnant l'exemple de la sobriété.

Je dirai plus, nous ne cessons de désigner l'un des principaux palliatifs, capables de restreindre la morbidité et la mortalité, dans la lutte anti-tuberculeuse et il ne dépendrait que des pouvoirs publics de l'appliquer. Ce serait de restreindre les débits de boissons, de fermer les trois quarts des caboulots où le peuple s'empoisonne, s'abrutit, commence la ruine de sa famille en attendant la sienne. Ce coup de balai donné aux empoisonneurs patentés, chez lesquels se perpétrent tant de louches besognes, on pourrait s'occuper avec plus de fruit des autres mesures prophylactiques et de la recherche du sérum bienfaisant, dont la découverte sera le plus notable bienfait que la science aura pu rendre à l'humanité.

N'oublions pas que les adversaires de l'absinthe, en Suisse, ont livré par voie de pétition leur grande bataille, le 5 juillet 1908, et l'ont emportée à une majorité de cent mille voix environ. Un article de la constitution fédérale interdit désormais la fabrication, l'importation, le transport, la vente, la détention pour la vente de la liqueur dite absinthe. Cette interdiction s'étend à toutes les boissons qui, sous une dénomination quelconque, constitueraient une imitation de l'absinthe.

Le peuple suisse a affirmé d'une manière solennelle qu'il voulait s'attaquer énergiquement au fléau de l'absinthe.

Puisqu'en France les pouvoirs publics n'agissent pas contre ce danger public, préludez à l'œuvre d'assainissement qui s'impose, par la création d'un cabaret de tempérance, où on ne servira pas de liquides nuisibles.

En attendant des jours meilleurs, il y a lieu de tenir compte des travaux du dernier congrès de Washington. Voici les points essentiels, qui ont été mis en évidence, d'après le compte rendu du Dr Bernard :

1° Nul n'a plus le droit de douter des bienfaits de la cure sanatoriale, les statistiques étant tout à fait favorables au traitement du sanatorium. Une économie mieux raisonnée des budgets de l'assistance publique, comme de la charité privée, devrait permettre de multiplier les établissements populaires de ce genre, ce qui n'empêchera pas d'utiliser dans les maisons particulières, pour les gens fortunés, tous les éléments de la cure sanatoriale.

L'armement anti-tuberculeux sera complété par des camps de jour et de nuit, à l'aide de baraques ; par les dispensaires que le Dr Calmette voudrait voir désigner sous le nom de *préventoriums* ; par l'isolement des tuberculeux dans les hôpitaux, leur installation à la campagne, loin des villes ; par la cure marine, comme à Berk, pour les enfants.

2° Les conditions d'habitat, les logements insalubres, doivent de plus en plus préoccuper les municipalités. Il y aura lieu de généraliser les casiers sanitaires des maisons de toutes les grandes cités, d'améliorer les logements populaires, réserver des espaces libres, combattre le surpeuplement, l'entassement, faire la part de la lumière qui a presque autant d'importance que l'air, recommander une nourriture saine aux prédisposés, leur interdire les métiers insalubres, l'intempérance, les excès de toute nature, combattre la tuberculose bovine.

3° Il faut protéger les individus sains, enrayer la progression de la tuberculose par l'enseignement de l'hygiène, largement diffusé. Tout d'abord, il appartient à l'école de faire la prophylaxie par la prévoyance. Il convient que, dans toutes les écoles, à tous les degrés de l'enseignement, on instruise la jeunesse des principes fondamentaux de l'hygiène, qu'on indique les procédés par lesquels se disséminent les maladies infectieuses, en particulier la tuberculose, et, en même temps, qu'on leur expose les mesures propres à prévenir cette dissémination, les précautions individuelles qui permettent à l'homme de fortifier sa résistance et de se mettre à l'abri du contage.

Les conférences populaires apprendront ensuite aux adultes à ne pas négliger les moyens de défense, à se garer des microbes, des poussières (balayage humide), crachats, (pourquoi ne pas prohiber l'expectoration, au moins dans certains endroits ?), etc... et leur feront aussi comprendre l'importance de la résistance de l'organisme, l'utilité des moyens propres à le fortifier par l'amélioration des conditions de la vie et du travail.

4° La tuberculose soignée dès le début étant seule curable, il y a un intérêt social à la dépister de bonne heure, à dénoncer les cas de tuberculose larvée, rentrant dans le cadre des faits étudiés par Landouzy. Un examen initial et périodique devrait être pratiqué, non seulement chez les enfants des écoles considérés comme suspects, mais encore dans les usines, les ateliers, les magasins, les bureaux, où certains employés sont un danger pour leurs camarades. A plus forte raison est-il possible d'en faire autant pour l'armée, par la filtration des jeunes recrues, tous les sujets atteints ou même simplement menacés étant refusés.

Le diagnostic précoce de la tuberculose peut être fait par le procédé d'auscultation de Grancher, confirmé par l'ophtalmo-réaction du professeur Calmette (Méthode de MM. Méry Dufestel et Armand Delille. Acad. de médecine, séance du 8 déc. 1908).

Une autre méthode, exposée par M. Marmoreck, a pour but non seulement d'atteindre le même résultat, mais encore de fournir des indications précises sur l'activité du bacille de Koch et sur l'intensité de l'intoxication.

Il ne sera pas inutile de faire remarquer que la déclaration obligatoire existe dans divers pays, ainsi que la désinfection obligatoire *post mortem*, que, dans certains endroits de la Hongrie, un règlement recommande d'apporter dans des vases propres les victuailles au marché, de les protéger contre les mouches, de recouvrir les marchandises exposées par des glaces, et d'empêcher les acheteurs de les toucher pour fixer leur choix.

Comme complément à ce qui précède, je ne saurais trop vous recommander la lecture du *Traitement pratique de la tuberculose*, par le Dr L. Renon (1908, Imp. Masson, Boulevard Saint-Germain), qui contient de copieuses et solides notions d'utilité pratique, particulièrement sur les moyens d'accroître au maximum la résistance de chaque malade, sur l'hygiène individuelle et prophylactique, sur les méfaits de la suralimentation, du gavage prolongé, sur la méthode de recalcification, sur la déminéralisation et reminéralisation des tuberculeux, sur la climatothérapie, qui possède une gamme thérapeutique si variée, climats marins, climats d'altitude, climats artificiels, cure en sanatorium, cure hydro-minérale, etc.

L'auteur affirme énergiquement, que, puisque nous ne possédons pas encore de médication capable de détruire directement le bacille, nous devons et nous pouvons du moins exercer une action efficace sur le terrain tuberculeux « en faisant vivre le patient dans un air qui ne soit vicié ni chimiquement, ni bactériologiquement ; en réparant les pertes générales nutritives du tuberculeux, c'est-à-dire en lui donnant une bonne alimentation ; en luttant contre sa déminéralisation ; en stimulant son appétit, en agissant par une médication active, mais réservée.

« D'ailleurs, quel que soit le régime auquel il s'arrête, le médecin ne doit pas perdre de vue que le tuberculeux, comme tout être vivant, a des besoins nutritifs qu'il faut satisfaire, mais qu'il n'est pas besoin de dépasser. »

Qu'il me soit permis d'insister sur une dernière recommandation, qui ne saurait passer inaperçue, pour tout médecin désireux de n'avoir rien à se reprocher, de ne pas devenir un danger non seulement pour ses clients, mais pour sa propre famille, comme cela est déjà arrivé trop souvent (j'en appelle à vos souvenirs).

C'est pour éviter que les médecins ne soient des agents de transmission des maladies contagieuses, qu'ils peuvent communiquer non seulement par les mains, mais encore par les vêtements, par les cheveux, par la barbe, qu'on a demandé qu'ils soient aussi prudents que les chirurgiens, qu'ils adoptent un vêtement approprié en toile, portent les cheveux très courts et pas de barbe, tout au plus la moustache assez accessible aux lavages antiseptiques.

Tout cela est très rationnel et il est bon que nous soyons les éducateurs de la foule, que nous donnions l'exemple à ce point de vue : une diphtérie, une scarlatine, la variole, etc. sont aussi redoutables qu'une opération d'appendicite et réclament des précautions minutieuses. Comme l'a dit le docteur Héricourt, « il est inadmissible que le médecin continue à se conduire comme avant Pasteur, semblant ignorer l'épidémiologie et l'hygiène. Le public comprenant que les habitudes nouvelles de costume et de désinfection n'ont d'autre but que de le protéger lui-même contre des contagions évitables, se familiarisera bien vite avec ces mœurs modernes, et loin d'en rire, il sera plutôt porté à en exagérer la rigueur ».

Pour les aveugles. — Quoique le nombre des ophtalmies infantiles devienne chaque année plus rare (Pinard), il est à souhaiter qu'il se restreigne encore davantage, grâce aux instructions détaillées que recevront dorénavant les parents et les sages-femmes. Si la cécité acquise mérite des soins, la prévenir est un devoir et il faut instruire les mères, pour que leurs enfants ne perdent pas la vue : c'est une question d'intérêt public, étant donné que le dernier recensement accuse le chiffre énorme de trente mille aveugles. Or le docteur Trousseau évalue à 43 p. 100 le total des infortunés, à qui il eût été possible de conserver la vision.

Combien l'ophtalmie purulente a-t-elle fait de victimes parmi les nouveau-nés, faute de mesures préventives qu'eussent pu prendre, mieux avertis, ceux ou celles qui donnent les premiers soins aux rejetons contaminés. Un tiers de nos aveugles porterait la peine de cette négligence, d'après le docteur Galtier-Boissière, tandis que le nombre des aveugles diminue sensiblement partout où il existe des cliniques ophtalmologiques.

Ce n'est pas tout que l'Académie de médecine rédige une notice sur l'hygiène de l'œil et que cette notice soit jointe, dans toutes les mairies, aux actes de naissance et aux livrets de famille ; il faut encore que vous en vulgarisiez l'application, que vous luttiez contre l'ignorance et l'apathie des familles.

On peut certainement réduire la proportion des aveugles, qui est en France de huit pour dix mille habitants, tandis qu'elle est inférieure à cinq, par exemple en Hollande.

Comment ne pas être zélé, lorsqu'on songe que maintes personnes de bonne volonté et de loisir s'astreignent à copier, d'après des procédés spéciaux, pour la distraction des aveugles, d'autres volumes que des ouvrages classiques, manuels et cours de grammaire, d'histoire ou de géographie. La plus généreuse émulation a permis de former ainsi la bibliothèque Braille, qui a réuni en moins de vingt ans, environ 25.000 volumes. Elle prête ces livres à tous les aveugles de France qui en font la demande et les leur envoie en province, aux mêmes conditions que les imprimés.

C'est un touchant exemple de solidarité bien comprise.

Il est à souhaiter que le succès le plus complet couronne l'œuvre du comité permanent d'étude pour l'assistance aux aveugles, qui a été institué au mois de janvier dernier au Ministère de l'intérieur. Il aura surtout pour mission d'étudier les questions relatives à la prévention de la cécité, à la répercussion sur la condition des aveugles pauvres de la loi d'assistance aux vieillards, enfin à l'assistance aux aveugles par la création d'ateliers et le travail.

L'alimentation de la classe ouvrière. — Chacun sait que l'ouvrière, à Paris d'abord, et un peu partout en France, se nourrit mal, mange hâtivement des aliments insuffisants, mal préparés et sans valeur nutritive d'où résultent dans la plupart des cas, anémie, troubles nerveux, et tout le cortège insidieux de toutes ces maladies de misère qui aboutissent à la tuberculose.

Les principes de l'alimentation doivent être enseignés à tout le monde, hommes et femmes, appartenant aux diverses classes de la société. C'est principalement pour les travailleurs pauvres qu'ils sont indispensables. Il faut leur apprendre qu'une alimentation, même à très bon marché, peut être suffisante et saine. C'est là l'œuvre de l'enseignement ménager.

Le livre récent de MM. Jean Lahor et L. Graux sur l'alimentation à bon marché, ainsi que les tableaux d'éducation alimentaire de MM. Landouzy et Labbé, établissent de façon pratique la quantité des principes nutritifs nécessaires à l'entretien de la vie humaine, qui doivent entrer dans la ration de repos, dans la ration d'accroissement et dans la ration de travail.

L'ouvrier qui s'adonne aux travaux de force, l'ouvrier ordinaire, l'employé de bureau sédentaire, la femme ouvrière et employée y trouvent ce que, d'après leur poids et leur travail, ils doivent manger; des menus, avec un certain nombre de variantes, des principes de cuisine y sont exposés succinctement et permettent ainsi la mise en pratique par chacun des principes scientifiques de l'alimentation. Le prix de revient des menus alimentaires, à domicile ou au restaurant, y sont annexés, afin de montrer pour quelle somme chaque individu peut arriver à se nourrir sainement et économiquement.

Ces tableaux, en permettant de comparer le prix des denrées alimentaires, montrent, en outre, que la nourriture animale coûte beaucoup plus cher que la végétale et qu'il est pécuniairement bien plus avantageux d'être végétarien que carnivore.

Il est bien fâcheux que l'augmentation du coût de la vie ne cesse de s'accroître. Si on s'en rapporte à la hausse des prix sur l'ensemble des fournitures nécessaires à l'assistance publique, le budget des dépenses des habitants de Paris s'est élevé en quatre ans de plus de 18 p. 100. La principale cause de cette aggravation proviendrait de la loi sur l'assistance et de celle sur le repos hebdomadaire, dont les charges sont retombées sur les commerçants, sous forme d'augmentation d'impôts. Et c'est l'incidence de ces charges nouvelles que le consommateur doit supporter. On nous fait même espérer que ces charges s'augmenteront encore par la suite, lorsque la loi sur les retraites ouvrières commencera à fonctionner.

Ce sont là des maux peut-être nécessaires, mais qui montrent avec quelle prudence il faut exécuter certaines réformes. Travailler pour le peuple, se saigner à blanc pour lui, sans qu'il en profite, perdant d'un côté ce qu'on lui fait gagner de l'autre, c'est certes fort décourageant.

Raison de plus pour multiplier les restaurants populaires, comme à Lyon, où plus de 6000 personnes peuvent se nourrir chaque jour, à des conditions jusqu'alors inconnues. Leur fondateur, M. Mangini a fait la démonstration qu'une Société bien organisée et bien gérée pouvait fournir la nourriture à des prix très modiques, et cependant subsister et même prospérer, sans recevoir aucune subvention.

Ce n'est qu'en 1905, qu'à Paris, H. de Rothschild a fondé le premier restaurant populaire économique, sur le même plan que ceux de Lyon et de Genève ; cette œuvre mérite de réussir comme ses congénères.

Des œuvres charitables ou philanthropiques, dues à l'association ou au patronat, existent en grand nombre à Paris. Parmi les principales, je puis citer : l'Union parisienne des institutions féminines chrétiennes, l'Union internationale des amies de la jeune fille, l'Union catholique des ateliers des femmes, le restaurant féminin de la rive gauche, rue des Grands-Augustins, le Foyer de l'Ouvrière, l'Armée du Salut, la Société philanthropique avec l'Hôtel Marjolin et la Maison Stern.

Dans tous ces restaurants, les jeunes filles trouvent des repas à prix très modérés, quoique notamment plus élevés que dans les restaurants populaires de Lyon.

Les Compagnies de chemins de fer ont fondé, pour leurs ouvriers et employés, des Sociétés coopératives de consommation ou des restaurants où l'on trouve des repas de 0 fr. 50 à 0 fr. 60 ; leur budget s'équilibre, ou bien coûte un certain prix à la Compagnie, mais celle-ci y retrouve son avantage, parce que les employés perdent moins de temps, et, mieux nourris, travaillent plus.

Les grands magasins, les grandes Sociétés ont fait de même.

Restent enfin les œuvres de bienfaisance. Au premier rang se place l'œuvre des Fourneaux fondée par M. Delessert, qui distribue des portions de soupe, de pain, de viande, de légumes, etc. Chaque portion coûte 0 fr. 10 et est payée en bons donnés par des bienfaiteurs aux indigents. Il faut citer aussi les soupes populaires, les soupes des hôpitaux, l'œuvre de la Mie de Pain, celle de la Bouchée de Pain, la Marmite des Pauvres, le Pain pour tous, l'œuvre des restaurants gratuits pour les mères pauvres qui allaitent leurs enfants, les cantines scolaires.

(Dr Marc.)

Vous trouverez encore de précieux documents dans deux livres du Dr René Martial :

1° *Hygiène individuelle des travailleurs* (Giard et Brière, édit., rue Soufflot), ouvrage dans lequel l'auteur prend contact avec le peuple et lui enseigne les moyens de conserver son existence, comment il doit se nourrir, etc.

2° *L'ouvrier* (Doin, éd., place de l'Odéon). L'hygiène individuelle du travailleur, tout ce qui concerne l'atelier, l'usine, l'habitat ouvrier, la préservation et le salut de cette humanité laborieuse, y est traité avec beaucoup de compétence et de clarté.

Sociétés coopératives de consommation. — Vous vous en occuperez avec profit, en signalant au moins aux intéressés les points défectueux qui ont déjà été cause de la déchéance de diverses associations d'abord prospères, à savoir l'énormité des frais, la faiblesse des bénéfices, l'infidélité évidente de la clientèle, et le trop grand nombre d'intermédiaires. Jusqu'ici bien des coopératives n'ont pas été économes, beaucoup moins qu'à l'étranger et n'ont donné à leurs membres qu'une satisfaction médiocre. Si elles livraient des produits toujours irréprochables, leur bonne renommée finirait par triompher de tous les préjugés du monde ; mais, à part quelques honorables exceptions, les administrateurs recrutés un peu au hasard, sans compétence spéciale comme sans responsabilité réelle, sont inhabiles et manquent de capacités directrices. La direction sociale est sans valeur, en général, n'hésitons pas à le dire, du fait même de la grande erreur de notre démocratie chagrine, jalouse, hantée par un faux idéal d'égalité, qui redoute avant tout les individus et considère comme dangereuse l'autorité que pourraient prendre les mieux doués, ceux qui ont fait leurs preuves, sont de véritables experts-comptables, des chefs de rayon, dûment informés, etc.

Une activité capricieuse et brouillonne, guidée par la vanité ignorante, par des prétentions qui ne reposent sur rien, sans indulgence et sans mesure, ne peut qu'être nuisible à la bonne cause, que décourager les coopérateurs clairvoyants, le personnel le mieux disposé, si facilement exposé aux humiliations et aux quolibets, soumis à une servitude plus dure que celle du patron détesté.

Veillez à ce qu'il en soit autrement, à ce que l'intelligence et l'expérience obtiennent la place qui leur est due. Le progrès ne saurait être indéfiniment retardé par des considérations enfantines, par la plus intolérante des disciplines, qui décourage systématiquement la capacité professionnelle. Il n'y a pas de temps à gaspiller en pure perte pour aboutir.

Sait-on en effet qu'il n'y a, à proprement parler, que quatre départements où les sociétés coopératives tiennent une place sérieuse dans les préoccupations de la vie ouvrière, le Nord, la Seine, le Rhône et la Loire. D'après le Bulletin de l'Office du Travail (sept. 1907), on peut évaluer à 100.000 pour chacun des deux premiers, à 24.000 et 18.000 pour les deux autres, le nombre des consommateurs associés pour l'achat du pain et des denrées d'épicerie.

Dans l'Ouest, le Centre et l'Est, on trouve un grand nombre de sociétés, presque toutes minimes, parmi lesquelles se détachent quelques groupes d'une réelle importance : la *Ménagère*, de Grenoble, la *Laborieuse*, de Troyes, la *Philanthropique*, de Saint-Rémy-sur-Avre, la *Fraternelle*, de Cherbourg, qui ont chacune deux à trois mille sociétaires ; l'*Union*, de Limoges, qui en groupe plus de 10.000.

Partout ailleurs, surtout dans le Midi, même à Nîmes, foyer ardent de propagande, les coopératives sont insignifiantes, ou ont un caractère exclusivement professionnel.

Les données fournies par M. Joseph Cernesson, à qui j'emprunte ces chiffres (v. *Revue des Deux Mondes*, 15 oct. 1908) établissent, d'après la statistique du Ministère du Travail, qu'au 1er janvier 1907, la coopération ne touchait, on pourrait dire n'effleurait que le quinzième de la population française. Cela montre combien il reste d'hésitants à séduire, sans tomber dans les errements anciens. Cela se fera peu à peu, je n'en doute pas, avec un peu de camaraderie indulgente, à condition que les copains employés aient un sort moins précaire, soient entourés de plus de bienveillance, et que les coopératives soient moins travaillées par des préoccupations politiques, étrangères à leur objet. Sans cela les ouvriers prouveraient qu'ils sont plus rosses que les patrons, selon une expression un peu vive relevée dans le procès-verbal de l'*Égalitaire* (10 déc. 1905, p. 14).

Ah ! il est bien difficile de maîtriser l'indiscipline des foules ! Formons des vœux pour que se multiplie de tous côtés une élite plus instruite, capable de tenir tête aux ineptes et aux violents, ayant le sentiment de l'ordre, reconnaissant la nécessité de la discipline, ne se prêtant pas au régime d'intolérance qui est universellement entré dans les mœurs, séparant la coopération et la politique, etc., etc.

Dans l'atmosphère vivifiante des mœurs régénérées, les vertus robustes dont le peuple croit avoir le monopole pourront alors faire montre de souplesse, d'ingéniosité, contribuer d'une façon appréciable à l'amélioration de l'existence ouvrière et prouver ainsi qu'en elles réside un principe réellement actif de fécondité.

Je conclurai avec M. Cernesson, en répétant que la coopération ne serait-elle qu'une sorte de balancier régulateur du marché économique, un obstacle à la hausse artificielle des denrées de première nécessité, il faudrait encore l'encourager, car même en ceci elle resterait encore un bienfait latent pour ceux qui la dédaignent ou l'ignorent.

Fraudes alimentaires. — Ici, le champ homicide est tellement vaste que de gros dictionnaires sont nécessaires pour relater l'ensemble des combinaisons coupables, avec lesquelles de misérables spéculateurs, dignes de châtiments exemplaires, empoisonnent leurs semblables. C'est la justification des sociétés coopératives de consommation, qui, d'après Leroy-Beaulieu, constituent un excellent correctif aux abus du commerce.

Vous agirez naturellement dans l'intérêt du bien public, au mieux de vos connaissances en l'espèce et de votre influence. Il s'agit surtout de veiller à ce que les denrées de première nécessité, d'un usage quotidien, ne soient pas défectueuses.

Pain et panification. — En dehors du choix des farines et des règles admises pour une bonne panification (il est facile de se renseigner), veillez à ce que les boulangers ne fassent pas cuire le pain au charbon de terre, houille, coke, etc. Des arrêtés prescrivent de n'employer aucune substance ou matière qui puisse abandonner par sublimation sur la sole du four des substances toxiques (plomb, arsenic, etc.). Or, il est évident que les résidus de la combustion de charbons sont de la catégorie la plus dangereuse : arsenic, soufre, plomb, etc.

Lait, laitage. — Veillez à ce qu'on ne falsifie pas le lait, qu'on n'y ajoute pas d'eau contaminée, pouvant engendrer la fièvre typhoïde, et, sans empiéter sur le vétérinaire ou d'accord avec lui, assurez-vous que les bêtes en exploitation sont saines et ne constituent pas un danger public. Vous pourriez signaler particulièrement à l'attention du public les fournisseurs de lait qui ont fait tuberculiniser leurs vaches, ce qui a été fait officiellement par le préfet de Seine-Inférieure. Une mutuelle-bétail prend à sa charge la moitié des frais de tuberculinisation.

Vins et boissons hygiéniques. — La mévente des vins du Midi et d'ailleurs a certainement eu pour cause principale le tripotage dont ils étaient l'objet. Je dirais volontiers comme nos pères qu'un doigt de bon vin n'a jamais fait de mal à personne ; mais jadis on buvait un vin sincère, naturel, aux vertus toniques et réparatrices. Ses apologistes en prose et en vers prétendaient que son esprit semblait avoir passé dans l'âme française, pour lui communiquer une partie des vertus de la race, verve, clarté, gaieté franche et saine, etc.

Souhaitons à la viticulture une ère plus prospère, plus honnête et continuons à nous tenir sur nos gardes, à nous préoccuper des fraudes et des additions, même de la dose exagérée en bisulfite de certains vins blancs. Le médecin a le devoir de dénoncer cette altération *volontaire*, cause de troubles digestifs graves (loi de 1903), malgré la tolérance un peu forte accordée par l'usage de 20 grammes par hectolitre.

Les syndicats agricoles doivent contribuer à nous rendre confiance, en luttant sans trêve contre les falsificateurs, si protégés qu'ils soient, en s'efforçant de refaire aux vignerons et à leurs représentants une morale économique, ou simplement une morale sans épithète, de façon à ce qu'ils cessent d'empoisonner le peuple de France.

Conserves et produits antiseptiques. — L'addition de substances même non nuisibles, aux viandes, conserves, charcuterie, etc. pour les conserver, doit être interdite. Une foule de malaises, de phénomènes toxiques, peuvent dériver de ces additions, comme de la qualité des conserves, dont il faut se méfier, dès qu'il y a fermentation, production cryptogamique, déformation de la boîte, etc.

Le ministre de l'Agriculture a même interdit les vernis ou peintures de plomb, appliqués extérieurement et susceptibles de se détacher par éclats, au moment de l'ouverture, ou en s'écaillant se mêler au contenu.

Le mieux serait que dans les ménages et les fermes, on connaisse mieux l'art de conserver les substances alimentaires, de préparer compotes, confitures, légumes divers, fruits variés, conserves de viandes, volailles, gibier, poissons, champignons, etc., au moment où ces denrées abondent et sont peu coûteuses (v. *Préparation des conserves ménagères et fermières* par Fritsch, ingénieur-chimiste).

Il n'y a pas à craindre d'aborder ces détails qui sont d'utilité quotidienne et rendent de si grands services, durant l'hiver, pour varier les menus si monotones des petits ménages.

Qui n'a été frappé de la quantité de fruits qu'on laisse perdre à la campagne, au lieu de les vendre, de les faire sécher, pour s'en servir lorsque la bise aura soufflé.

Fraudes pharmaceutiques. — La loi du 1er août 1905 sur les fraudes permet de poursuivre les pharmaciens peu consciencieux, qui substituent aux produits prescrits par les ordonnances médicales des produits différents, ou n'ayant pas les doses prescrites. La huitième chambre correctionnelle, sous la présidence de M. Bauchart, a récemment condamné un potard des environs de Paris, accusé par le syndicat des pharmaciens de la Seine, qui avait fait saisir à deux reprises des médicaments prêts à être livrés à un client, « d'avoir trompé ou tenté de tromper sur la nature, les qualités substantielles, la composition et la teneur en principes utiles de la marchandise vendue ».

Voilà les délits de tromperie chimique classés comme de véritables délits de droit commun. L'article 4 punit même la simple détention des substances médicamenteuses falsifiées.

Tant pis pour les négociants qui manquent de probité, alors qu'ils devraient être plus soucieux que les autres de ne fournir que des produits irréprochables, dans leur propre intérêt comme dans celui de la santé publique.

L'eau potable. — On peut considérer comme un bienfaiteur de l'humanité tout médecin qui contribuera à doter sa commune, sa circonscription, d'une eau irréprochable, ou du moins qui empêchera ses concitoyens de contaminer par imprudence, par ignorance, les sources existantes, les réservoirs qui servent à l'alimentation publique et privée.

Il y a des localités agréables, sous tous les autres rapports, qui perdent beaucoup en ne devenant pas des centres de villégiature, tout simplement parce qu'elles sont mal partagées au point de vue de l'eau. Maintenant que le mal est réparé, on peut bien dire que la délicieuse ville de Nice a compromis sa vogue, pour le même motif. Grâce au procédé d'ozonisation Otto, qui peut être utilisé pour tous les besoins domestiques, la capitale des Alpes-Maritimes va pouvoir disposer en abondance d'une eau épurée et stérilisée, dans les conditions les plus sûres pour détruire les bactéries qui s'y trouvent. Les germes qui subsistent après l'ozonisation sont inoffensifs.

Le procédé de purification est si simple, que vous pouvez le faire appliquer facilement et sans grands frais dans les hospices, les pensionnats, les hôtels qui vous environnent et où il est de toute nécessité de réagir contre les dangers qu'occasionne la pollution des robinets et des conduites.

Assistance par le travail. — Il existe à Paris un certain nombre de sociétés provinciales (j'ai moi-même fondé jadis à Paris la société amicale des Périgourdins, qui a maintenant deux autres filiales) dont les comités-directeurs, pour se débarrasser des faux pauvres, des mendiants professionnels, qui aiment mieux tendre la main que travailler, s'ingénient à trouver une place, une occupation, à leurs compatriotes, reconnus dignes d'intérêt, après enquête.

On a reconnu que les secours en argent sont une mauvaise forme de l'assistance et que l'aide par le travail est une nécessité fondamentale de toute association sérieuse. Pourquoi dès lors ne pas se transformer en quelque sorte en société de placement, alors que la plupart des professions sont représenteés dans chaque groupement départemental ? Il est particulièrement facile aux associés de se renseigner sur le personnel dont ils ont besoin, employés de tout ordre, écrivains, clercs d'études, garçons de magasin, de bureau, concierges, domestiques, etc. A mérite égal, il est tout naturel de favoriser et d'assister indirectement les déshérités, chômeurs involontaires qui viennent du même coin de France, où l'on est né, où l'on revient se reposer, se refaire, après une vie agitée.

Les entrepreneurs de travaux publics peuvent utiliser dans leurs chantiers, au moins à titre provisoire, des ouvriers disposés à toutes les besognes, même les plus inférieures, lorsqu'ils n'ont appris aucun métier et sont pressés par le besoin. On les accepte définitivement, lorsqu'ils ont fait preuve de bon vouloir et d'assiduité, ou bien on facilite leur rapatriement avec la même prudence.

Il n'est sans doute pas indifférent de mettre une obole dans la main de quelques pauvres femmes besogneuses, mais vous leur rendrez un service plus grand encore en leur procurant un gagne-pain. Puisque les ateliers de confection tendent à disparaître de l'intérieur de Paris, pour se transporter dans la banlieue ou la province, les charges étant devenues trop lourdes, puisque le travail ouvré entre chaque jour dans la capitale par wagons (v. *Le musée social*, mémoires et documents, mars 1908), tâchez que les grands magasins, la confection en gros et les entrepreneurs qui servent d'intermédiaires, aient des débouchés dans votre région, afin d'augmenter les ressources des petits ménages, à l'époque où mari et femme ne sont plus appelés au dehors par les travaux des champs, la moisson, les vendanges. C'est ce qui se pratique déjà dans certaines régions (Châteauroux, Argentan, Troyes, Saint-Omer, etc.), où les salaires qui ne sont pas très élevés contribuent cependant à écarter la misère. Beaucoup d'ouvrières en chambre travaillent, tout en gardant leurs enfants et en tenant leur ménage. C'est une considération qui arrêtera, espérons-le, ceux qui pour empêcher les abus, l'entreprise, voudraient supprimer ce mode de production, malgré quelques inconvénients et ses dangers au point de vue de la contagion.

. . . .

M. L. de Contenson, étudiant les conditions actuelles du travail féminin, a soutenu avec éloquence que la femme d'aujourd'hui, qui travaille soit de façon manuelle, soit de façon intellectuelle, soit des deux à la fois, pour gagner sa vie, ne peut être située dans la société que si on la considère comme se mouvant à la fois dans sa famille et dans sa profession : « Que pour les uns, le travail régulier de la femme, notamment de la mère de famille, soit la plupart du temps une fâcheuse nécessité ; que, pour d'autres au contraire, le droit au travail soit pour la femme un précieux avantage, gage de son émancipation future, nous sommes en face d'un fait général, prenant chaque jour une extension nouvelle. Les femmes travaillent de plus en plus et y sont progressivement contraintes, dans cette grande mêlée qui s'appelle la lutte pour la vie. Comment résisteraient-elles à l'appât du salaire qui s'offre ? Et la dureté de l'existence ne les contraint-elles pas à courir après lui, à affluer vers les fabriques, notamment dans les régions où l'agriculture ne fournit pas aux femmes une occupation rémunératrice ? »

Il faut dès lors qu'elles puissent se dépenser dans des conditions acceptables pour leur santé morale et physique, qu'au lieu de se lamenter sur la condition inhumaine de l'ouvrière qui gagne parfois un salaire si inférieur, nos législateurs trouvent un remède à ce mal général, au lieu de s'en rapporter à quelques œuvres charitables, qui ne peuvent malheureusement atteindre qu'une faible minorité de travailleuses.

Apprenez à ces dernières à lutter contre les éléments malsains de leur milieu, à connaître les conditions de sécurité et d'hygiène capables de les sauvegarder, à s'affilier à des associations exclusivement féminines, sans visées politiques, où leurs intérêts seront vraiment défendus, où on s'occupe surtout de l'amélioration progressive et rationnelle du sort des professionnelles.

Un peu plus de bien-être matériel contribuera à leur donner la santé, la bonne humeur, la joie, l'indépendance et sera aussi la sauvegarde de leur vertu.

N. B. — Le siège de l'union des syndicats professionnels féminins est 5, rue de l'Abbaye, à Paris. Cinq syndicats y sont en plein épanouissement : institutrices privées, dames employées du commerce et de l'industrie, ouvrières de l'habillement, syndicat du ménage, gardes-malades diplômées de la famille. Autour de ce noyau, d'autres syndicats sont en préparation et le réseau commence à s'étendre jusqu'en province.

. . . .

Laissez-moi vous signaler aussi une communication fort intéressante de M. Léon Martin sur l'outillage mécanique dans la petite ferme, l'atelier familial et la petite industrie (*Annales du Musée social*, juin 1908). Il montre l'utilité qu'il y aurait à développer la petite industrie à la campagne et le service que peuvent rendre pour cela les petits moteurs à vapeur, à pétrole, ou même encore à alcool.

Parmi les mesures tendant à l'amélioration du sort des cultivateurs, le premier congrès international des associations agricoles, qui se tiendra à Bruxelles, a inscrit dans son copieux programme la culture maraîchère et fruitière pour ouvriers, le développement des sociétés pour le bien-être des cultivateurs et contre l'abandon des campagnes, l'esthétique de la ferme et des villages, la diffusion de la petite propriété (acquisition de terrains en bloc pour la revente en détail), la construction d'habitations rurales, la diffusion des principes d'hygiène, l'amélioration des routes et moyens de transport, etc.

Ne négligez rien pour retenir dans les campagnes les bras vigoureux, dont les cultivateurs, malgré l'emploi de machines agricoles perfectionnées, ne peuvent pas se passer.

Apprenez-leur à s'attacher à tout ce qui les entoure, à admirer jusqu'aux lichens et aux mousses, les plus humbles des choses vertes, a dit Ruskin ...« premiers dons miséricordieux de la terre, voilant de leur silencieuse mollesse la nudité de ses rocs monotones ! Créatures pleines de pitié, jetant sur la disgrâce des ruines un étrange et tendre ennoblissement, posant leurs doigts tranquilles sur les vieilles pierres tremblantes, pour leur enseigner le repos !

.....« Et de même qu'elles furent le premier don miséricordieux de la terre, elles en sont le dernier. Lorsque tous les autres services des plantes et des arbres nous sont devenus inutiles, les mousses délicates et le gris lichen commencent leur veille funèbre autour de la pierre tombale. Les bois, les fleurs, les herbes qui portent des présents ont rempli leur office pour un temps, mais celles-ci remplissent le leur pour toujours. Des arbres pour le chantier du constructeur, des fleurs pour la chambre de la mariée, du blé pour les greniers, de la mousse pour la tombe ! »

Propreté des bourgs et villages. Habitations à bon marché. — Le conseil général de Seine-et-Marne, sur la proposition de M. Gaston Menier, pour assurer la salubrité et la beauté des communes du département, vient d'instituer un diplôme qui sera délivré avec une certaine solennité, non seulement aux municipalités, mais encore aux propriétaires ou locataires, qui se seront distingués par le bon entretien de leurs immeubles respectifs.

La propreté de la rue, de la route, est un des éléments principaux de la circulation et le Touring-Club a décidé de s'associer aux administrateurs qui adopteraient semblable mesure, pour encourager tous ceux qui assureront cette propreté.

Pareille initiative est facile à prendre, un peu partout, et on doit encourager toutes les institutions analogues ou à côté, telles que les sociétés contre le déboisement, pour la restauration et la mise en valeur des terrains en montagne, pour la protection des sites et monuments, pour faire connaître l'attrait de chaque région, pour installer des bancs rustiques à proximité des centres d'excursions, sur des points d'où l'on découvre un beau panorama, etc., etc.

De grands efforts ont été tentés, dans divers pays, pour multiplier les espaces libres. L'expression est même devenue populaire très rapidement et chacun sait fort bien ce qu'elle signifie. Il n'est pas besoin d'avoir lu le mémoire de M. Buls, l'ancien bourgmestre de Bruxelles, sur l'*Esthétique des villes*, pour comprendre que les squares, les jardins publics, doivent être de plus en plus considérés, moins comme un agrément que comme une nécessité de premier ordre.

Loin de frapper les parcs, les espaces plantés, d'une lourde taxe, des avantages spéciaux devraient être assurés à tout propriétaire qui, en construisant, réserverait une surface importante de son terrain à l'établissement d'un jardin permanent.

Dans les petites bourgades, où la construction d'un immeuble est un événement, il vous serait facile, qu'on vous demande conseil ou non, au moins dans votre clientèle, d'initier les intéressés aux améliorations consacrées au point de vue de l'aération et des ouvertures et de les engager surtout à se ménager un enclos, un terre-plein ombragé, chaque fois que ce sera possible.

C'est au nom de la santé publique qu'on réclame que les forêts des environs de Paris soient rendues inaliénables et converties en parcs nationaux ; qu'on voudrait que la municipalité profite de la désaffectation des fortifications pour créer de nouveaux parcs et les relier par un nouveau type de voie publique, plus sain, plus aéré, que les avenues que nous possédons actuellement et auquel M. Hénard a donné le nom de boulevard à *redans*.

Il consiste en constructions dont les façades ne sont pas continues, mais séparées par des jardins. Les servitudes militaires seraient ainsi transformées en servitudes sanitaires. Nous devons profiter de ce qui a été fait à l'étranger, en particulier sur l'emplacement des anciens remparts de Cologne, Strasbourg, pour qu'il y ait moins de quartiers maudits, moins de maisons maudites comme celles dénoncées par le casier sanitaire de M. Juillerat. Landouzy, après tant d'autres, a montré récemment avec des chiffres à l'appui (1908, Discours prononcé à la Sorbonne) que les causes occasionnelles de la tuberculose ne se trouvent jamais autant réunies, autant génératrices de contagion, que dans les milieux entassés, que dans les milieux surpeuplés. C'est là où la contagion est surtout préparée, entretenue, dans les quartiers et les maisons sans air, sans lumière et où le soleil ne pénètre jamais : « Si tous, autant que nous sommes, nous n'avons guère que la santé que nous devons à notre prévoyance, les villes doivent se dire qu'elles n'ont souvent, elles, que la santé et l'hygiène, que leur moralité et leur édilité leur assurent. »

L'avis est bon à répéter au moment des périodes électorales, à tous ceux qui soupirent après les ivresses de l'urne.

On ne saurait concevoir la cité future sans la petite maison, à l'image des mœurs anglaises et coloniales, « où l'on ira se reposer d'un travail dans la ville, travail ardent, intense, de plus en plus bref, et où l'énergie trouvera à s'exalter magnifiquement, sans se vicier ni se corrompre ».

Chaque Français pourrait posséder un coin de terre, où dresser le foyer familial, car pour 60 francs par an le travailleur peut avoir un petit champ d'un hectare, grâce à la loi du 10 avril 1908, due à l'initiative de MM. Ribot, Siegfrid, Cheysson, Lemire, etc. et qui est encore à peine connue.

L'État devenu banquier accorde ses faveurs à ceux qui ont un très petit loyer et les aide pour acquérir un hectare valant au plus 1200 francs. Il se contente d'un intérêt de 2 p. 100, et accorde vingt-cinq ans pour rendre l'argent, avec la garantie de sociétés régionales, de sociétés-tampons, encore en bien petit nombre (vous pourriez y aider, de concert avec les députés, sénateurs et philanthropes de votre région), qui prennent leurs précautions pour que les prêts ne soient consentis qu'à des gens économes, honnêtes, rangés, capables de rembourser et cultivant eux-mêmes leur petit domaine.

Lire à ce sujet la brochure que vient de publier la *Société des habitations à bon marché*, 4, rue Lavoisier à Paris. On y trouve des renseignements précis sur les démarches à faire en pareil cas. Elle donne même des conseils autorisés à ceux qui veulent mettre sur pied des « Sociétés régionales de crédit immobilier ».

En dehors des garanties morales, il faut : 1° que l'emprunteur ait le cinquième de la somme nécessaire pour l'achat de son coin de terre (un bienfaiteur peut l'aider ou lui donner cette première mise de fonds) ; 2° qu'il donne hypothèque, ou, plus simplement, que la Société-tampon le fasse subroger au privilège du vendeur ; 3° enfin, qu'il s'assure sur la vie, car s'il venait à mourir avant les 25 ans que dure le remboursement, ses héritiers pourraient être hors d'état de payer les annuités.

Les formalités à remplir ne sont pas trop compliquées, comme on le voit, pas plus que celles de la loi de 1906 sur les habitations à bon marché, qui permet par un procédé analogue de bâtir une maisonnette dans un coin de l'hectare préalablement acquis.

Chacun des héritiers a même le droit de reprendre la maison ou le champ sur estimation et les petites propriétés seront ainsi arrachées aux griffes des gens de loi ; le foyer et le coin de terre resteront dans la famille.

Voilà un bienfait légal, à peine soupçonné, que vous devez vous empresser de faire connaître aux jeunes soldats libérés, aux anciens domestiques, valets de ferme, ouvriers, etc., qui disposent de quelques économies et trouveront dans ce débouché un encouragement à leur activité.

Déboisement. — Opposez-vous de tout votre pouvoir, non seulement à ce qu'on ne détruise pas les bois et les forêts, qui exercent une action modératrice sur les variations de la température, font la loi aux vents, sont comme les châteaux d'eau des fleuves, et dont l'utilité n'est plus à démontrer ; mais encore favorisez le développement des jardins, des demeures entourées d'une zone circulaire aérienne de protection sanitaire, des futaies et des taillis vigoureux. Sans appartenir à la société où chacun s'engage à planter un arbre par an, vous pouvez dans vos visites signaler aux paysans les points qui s'accommoderaient de telle ou telle coudraie et pourraient leur donner peu à peu des bénéfices appréciables. L'exemple du département des Landes est fort instructif à ce point de vue : naguère misérable, il s'est enrichi par le pin maritime, par la vente des bois, des résines, des essences de térébenthine et autres produits de son sol régénéré par les plantations.

Sur nos côtes, les montagnes mouvantes de dunes qui, jadis, par leur marche envahissante, mettaient en deuil les campagnes du littoral, sont plantées de pins et de chênes verts qui fixent et assainissent les marais de nos rivages.

Des régions françaises, jadis insalubres et décimées par la malaria, comme la Sologne et la Bresse. sont aujourd'hui, grâce aux reboisements, très saines et productives.

Les arbres fruitiers sur les routes sont d'un effet charmant. Il existe entre La Palisse et Vichy un parcours de plusieurs kilomètres où des cerisiers de premier plan sont mis en valeur par des châtaigniers, au feuillage plus sombre, et dont le coup d'œil est enchanteur, surtout au mois de mai.

En dehors des indications que la pomologie peut vous donner, et dont la Normandie offre de si attrayantes perspectives, portez de préférence votre choix sur les essences forestières parfumées, épicéas, sapins, tilleuls, acacias, eucalyptus, là bien entendu où ces espèces végétales peuvent prospérer.

Bibliothèques et choix de livres. — C'est surtout dans les bourgades les plus reculées, les plus pauvres, qu'on devrait rencontrer au moins un rudiment de bibliothèque municipale ou privée. A la ville, moyennant un abonnement peu coûteux, ou par des prêts faciles à obtenir, on peut s'offrir la nourriture intellectuelle ; mais dans les petits trous où il n' y a même pas de libraire, où on ne peut se procurer que les journaux, pas les meilleurs mais les meilleur marché, au bureau de tabac, le médecin rendra un service inappréciable à ses voisins en leur confiant des livres appropriés à leur instruction, en faisant un choix judicieux, à l'exclusion des ouvrages malsains qui excitent au mépris de ses semblables, aux haines injustes, aveugles, inhumaines, rendent les ignorants féroces par fanatisme, rouges de fureur ou verts d'envie.

D'après le pasteur Ch. Wagner, il faut lire les revues ou les livres qui produisent un effet salutaire sur notre vie intérieure : « Si vous lisez, dit-il, des livres qui vous affaiblissent, vous enlèvent le courage, l'amour de la vie, la confiance, vous terrifient, diminuent votre horizon, c'est comme si vous mangiez des choses qui vous anémient.

« Lorsque vous lisez un livre qui vous dégoûte de votre situation, après la lecture duquel vous avez moins de courage pour lutter et plus de velléité de jeter, comme on dit, le manche après la cognée, il ne faut plus le reprendre : Ce n'est pas de la bonne eau rafraîchissante, c'est du pétrole qui vous brûle.

« Quand vous trouvez un livre qui vous fait apprécier votre devoir de tous les jours, un livre qui vous fait aimer votre prochain, tantôt parce que ce prochain est bon, aimable, tantôt uniquement parce que c'est un homme, parce qu'il est malheureux, tombé, brisé, qui vous le fait aimer pour son malheur, pour la beauté de sa souffrance, qui vous rend intéressante la vie des autres, voilà un bon livre ; il faudra le garder.

« Il y a des livres salissants comme il y a des chemins qui sont sales, comme il y a des compagnies malpropres.

« Quand vous vous sentirez malpropre après avoir lu un livre et quand vous sentirez qu'un livre a réveillé en vous ce qu'il y a d'inférieur, dites que c'est un ami qui procède par la corruption, pour se faire agréer de vous. Ne le lisez plus, il vous manque de respect. Si un livre caresse votre orgueil, méfiez-vous-en ; c'est un flatteur. »

En dehors des livres instructifs ou amusants, procurez donc

au paysan, à l'ouvrier, des documents propres à le rasséréner, qui lui permettent de démêler les germes de bonté et de générosité qui, malgré tant de tares, sommeillent au cœur de l'humanité souffrante et militante, lui parlent en fin de compte une langue familière et encourageante, et font luire à ses regards un rayon de vie supérieure.

Sans avoir le monopole de la sagesse, de la magnanimité, de la vertu, l'âme populaire est moins mauvaise, moins réfractaire aux bons sentiments que ses détracteurs ne le prétendent. Il y a dans le peuple des éléments excellents qu'il suffit de savoir découvrir et mettre en valeur, pour le rendre conscient de ce qui fait le prix et le charme de l'existence.

Il est peut-être plus capable d'entraînement que les hommes plus instruits, plus pondérés, il est moins que nous en défense, mais lorsqu'on n'excite pas ses passions, il se laisse séduire par le bien autant que par le mal. C'est ce qui rend criminelle la propagande de ceux qui le flattent et l'exploitent et inexcusable la désertion des indifférents qui négligent de surveiller l'éducation qui lui est donnée, et l'abandonnent aux excitations des fauteurs de discorde.

Comme l'a dit René Doumic, de même que nous ignorons le peuple, le peuple nous ignore : « Bourgeois est pour lui synonyme de riche et d'oisif. Mais combien y en a-t-il de ces bourgeois en redingote, obligés à une sorte de représentation, dont la vie est plus misérable que celle de l'ouvrier en blouse ? Combien d'appointements bourgeois qui n'égalent pas le salaire de certains ouvriers ? Parmi ces oisifs qu'on nous croit, nous autres bourgeois, combien y en a-t-il que le petit jour trouve déjà penchés sur le travail qu'ils ont prolongé fort avant dans la nuit ? Combien y en a-t-il pour qui la fameuse journée de huit heures serait une journée de repos ?

« Voilà ce qu'on aurait besoin de savoir, des deux côtés. Et comme il y a des deux côtés d'honnêtes gens, il faudrait les aider, en se connaissant, à se reconnaître ; parce que dans une société qui veut vivre, la lutte ne saurait être entre les gens du peuple et les bourgeois, elle ne peut être qu'entre les honnêtes gens et les autres. »

Oui, le capital et le travail peuvent marcher la main dans la main ; c'est sur le terrain de la solidarité, le seul qui ne divise point, que l'entente si nécessaire pourra se réaliser pour le plus grand bien de tous en général et de chacun en particulier.

Votre action individuelle peut contribuer dans une certaine mesure à la fin des conflits, qui attisent le feu de la haine des classes. Si les médecins ne cessent de répéter que le devoir social de ceux qui mènent les travailleurs n'est pas de les asservir, mais de les rendre meilleurs et de les conduire vers un idéal de mutualité, de solidarité et de fraternité, il faudra bien que les prolétaires finissent par se persuader que les hommes ne sauraient être des ennemis les uns pour les autres, et que leur intérêt bien compris est de s'entr'aider.

Il n'y aura jamais trop de bonnes volontés réunies en faisceau, quelle que soit leur confession, quel que soit leur drapeau, pour essayer de remédier à la misère humaine.

Pour en revenir aux livres, vous pouvez être heureux en en procurant aux autres, et, si vous êtes bibliophile, en vous offrant pour votre compte de belles éditions, où se trouvent réunies à la fois les grâces de l'esprit et du corps. S'il est bon de mettre de la beauté dans les plus petites choses, dans les objets les plus familiers, il est encore plus rationnel de bien habiller les œuvres des auteurs illustres, qui nous exaltent, nous rendent meilleurs et nous donnent un frisson de vénération.

MACON, PROTAT FRÈRES, IMPRIMEURS

www.ingramcontent.com/pod-product-compliance
Lightning Source LLC
LaVergne TN
LVHW012017160826
845678LV00002B/885
* 9 7 8 2 3 2 9 6 6 2 4 3 5 *